Tc 25/47.

RECHERCHES

SUR LES

EAUX DES CASERNES

DES FORTS ET DES POSTES-CASERNES

DES FORTIFICATIONS DE PARIS,

PAR M. POGGIALE.

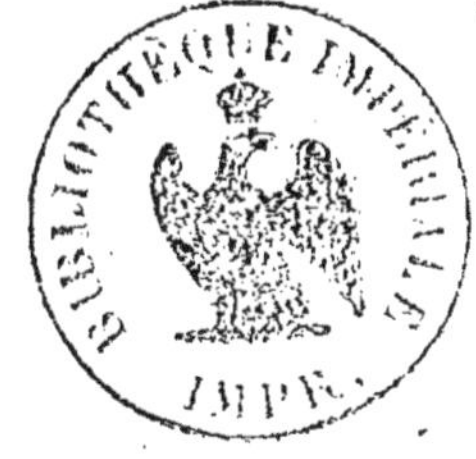

PARIS,

IMRIMÉ PAR HENRI ET CHARLES NOBLET,

RUE SAINT-DOMINIQUE, 56.

1853

RECHERCHES

SUR

LES EAUX DES CASERNES, DES FORTS ET DES POSTES-CASERNES

DES FORTIFICATIONS DE PARIS,

L'administration de la guerre et le Conseil de santé des armées m'ont chargé d'examiner les eaux qui alimentent les casernes et les hôpitaux militaires de la place de Paris, et de faire l'analyse de celles qui sont employées pour l'alimentation ou pour les usages journaliers des troupes casernées dans les forts et dans les postes-casernes des fortifications de Paris. Je me suis livré, pendant près de cinq ans, à des recherches minutieuses pour répondre à toutes les questions qui m'ont été adressées et qui offrent un si haut degré d'intérêt, particulièrement au point de vue de l'hygiène des troupes. Je viens de terminer la première partie de ce travail que je m'empresse de soumettre au jugement du Conseil de santé. J'espère qu'il recevra avec bienveillance la communication des observations que j'ai recueillies et des résultats que j'ai obtenus.

La plupart des casernes de la ville de Paris reçoivent les eaux de l'Ourcq, quelques-unes l'eau de Seine, d'Arcueil ou de Grenelle, et, dans un très-petit nombre, on fait usage d'eau de puits. Il n'en est pas de même de forts ou des postes-casernes, où il n'existe que de l'eau de puits ou de citerne. J'ai dé-

terminé la composition de ces dernières eaux, mais
je n'ai pas cru devoir entreprendre l'analyse de celles
qui ont été si bien étudiées par MM. Thénard et Co-
lin, Vauquelin et Bouchardat, et, dans ces derniers
temps, par MM. Boutron et Henry.

L'examen des eaux des forts et des postes-casernes
a exigé de longues recherches, dont je me bornerai
à faire connaître les résultats. On verra, en parcou-
rant ce travail, le soin que j'ai mis à rejeter toutes
les eaux qui pouvaient sembler d'une qualité inférieure; et je dois ajouter que l'administration de la
guerre n'a reculé devant aucune dépense pour donner à nos soldats de l'eau de bonne qualité.

Dans l'examen de ces eaux, j'ai successivement étudié leurs caractères physiques, leur température,
l'action de la chaleur et des réactifs généralement
usités, tels que la teinture de tournesol, l'eau de
chaux, l'azotate d'argent, le chlorure de baryum,
l'oxalate d'ammoniaque, l'ammoniaque, le phosphate
d'ammoniaque, etc.

L'acide sulfurique a été dosé au moyen du chlorure
de baryum; le chlore, à l'aide de l'azotate d'argent;
la chaux, par l'oxalate d'ammoniaque; la magnésie,
par le phosphate d'ammoniaque, etc.

On a déterminé la proportion des principes fixes,
en faisant évaporer, à une douce chaleur et avec les
précautions convenables, 1,000 grammes d'eau dans
une capsule de porcelaine tarée, après y avoir ajouté
5 décigrammes de carbonate de soude. On a terminé l'évaporation au bain-marie, et la dessiccation
s'est opérée au bain d'huile, à la température de
130°. On a dosé d'une manière approximative les
matières organiques, en calcinant au rouge le résidu
déjà desséché à 130°.

La couleur des résidus a varié du blanc au jaune
brun; généralement, ils s'humectaient au contact de
l'air. On a observé que les résidus blancs, les moins
abondants et les moins hygrométriques, prove-
naient des meilleures eaux. Cependant, il faut en

excepter les eaux altérées par les matières organiques.

J'ai déterminé avec le plus grand soin la quantité et la nature des gaz dissous dans les eaux. Un ballon, de la capacité de trois litres, a été rempli d'eau, et, après y avoir adapté un tube de dégagement également plein d'eau, on a fait bouillir le liquide pendant une heure environ. Les gaz, recueillis sur le mercure dans une éprouvette graduée, ont été ramenés par le calcul à la température de 0° et à la pression de 0°760; puis, on a séparé l'acide carbonique par la potasse, et l'oxygène par le phosphore.

J'ai étudié avec attention l'action des matières organiques sur les sulfates, la production de l'acide sulfhydrique, et je n'ai pas négligé de rechercher les substances azotées gazeuses ou solides.

Pour le dosage de la chaux et de la magnésie, on a fait bouillir dans un ballon 1,000 grammes d'eau pendant une heure; le précipité obtenu par l'ébullition a été dissous dans l'acide chlorhydrique mêlé avec de l'acide azotique; on a isolé la chaux par l'oxalate d'ammoniaque, la magnésie par le phosphate d'ammoniaque, l'alumine et le peroxyde de fer par l'ammoniaque. La liqueur dans laquelle le précipité de carbonate de chaux et de magnésie s'était formé, a été traitée successivement par le chlorhydrate d'ammoniaque, l oxalate d'ammoniaque et le phosphate d'ammoniaque, pour la détermination de la chaux et de la magnésie combinées avec d'autres acides.

D'un autre côté, on a reconnu la quantité d'acide carbonique libre et combiné, en le précipitant par le chlorure de calcium et l'ammoniaque, et en évitant le contact de l'air. Le carbonate de chaux obtenu a été décomposé par une quantité déterminée d'acide azotique dans un appareil particulier, qui, ayant été pesé avant et après l'expérience, a donné le poids de l'acide carbonique contenu dans le carbonate.

La proportion d'acide silicique a été obtenue en dissolvant dans l'acide azotique les substances insolubles dans l'eau, évaporant la dissolution dans un creuset de platine, et traitant le résidu une seconde et même une troisième fois par l'acide azotique et l'eau. La portion insoluble était de l'acide silicique que l'on a séché et pesé. J'ai trouvé de l'acide silicique dans presque toutes les eaux que j'ai analysées. Du reste, la présence de cet acide dans les eaux douces est devenue un fait général depuis les travaux de MM. Payen, Vauquelin, Bouchardat, Deville, Bobierre et Moride, Boutron et Henry, etc.

J'ai reconnu la potasse et la soude, et j'ai pu même en déterminer souvent la proportion en faisant évaporer l'eau, la filtrant, y ajoutant de l'eau de baryte en excès, filtrant de nouveau, et précipitant par le carbonate d'ammoniaque l'excès de baryte. On a ensuite évaporé la liqueur jusqu'à siccité, on a calciné le résidu, et on a séparé la potasse de la soude par le chlorure de platine.

Pour la recherche de l'ammoniaque, on a évaporé une certaine quantité d'eau, et on a traité le résidu par la chaux. Le plus souvent, j'ai pu constater la présence de quelques traces d'ammoniaque par l'odorat, par l'acide chlorhydrique et par la distillation de l'eau convenablement concentrée dans un récipient contenant de l'acide chlorhydrique.

Depuis les travaux si intéressants de M. Chatin, il devenait nécessaire de rechercher l'iode dans les eaux que j'ai examinées; j'ai pris pour cela toutes les précautions indiquées par ce savant. Le procédé qu'il emploie varie, suivant que l'on opère sur des *eaux légères,* ou sur des *eaux chargées de matières salines.*

On recherche l'iode dans les eaux légères en précipitant les sels terreux par un excès de carbonate de potasse pur; on évapore à siccité dans une capsule de porcelaine, on reprend par l'alcool à 90° cent., on évapore de nouveau dans une petite capsule de porcelaine, après avoir ajouté une petite quantité d'eau distillée pure, pour que la solution alcoolique ne s'élève pas le long des parois de la capsule ; on calcine, on laisse refroidir, et l'on dissout le résidu à peine appréciable, et qui contient cependant l'iode à l'état d'iodure de potassium, dans un décigramme d'eau distillée pour chaque litre d'eau évaporée.

Une partie de cette liqueur, le quart environ, est traitée dans un petit tube par le chlorure de palladium ; le résidu est mêlé avec une très-petite quantité d'amidon en gelée, puis divisé en trois portions à peu près égales, qui sont successivement touchées avec des tubes mouillés, l'un d'eau chlorée, l'autre d'acide azotique, le troisième d'acide sulfurique. Le chlorure de palladium produit un précipité dont la teinte varie du noisette clair au noir ; le chlore et les acides donnent lieu à une coloration bleue ou violette.

Lorsque l'eau est peu iodée, il est nécessaire de tenir le tube chargé d'eau chlorée à une petite distance de la solution amidonnée ; encore la coloration manque-t-elle souvent, en raison de l'action trop énergique du chlore qui forme du chlorure d'iode sans action sur l'amidon.

L'intensité de la couleur brune, bleue ou violette indique la proportion approximative de l'iode contenu dans les eaux examinées par comparaison avec des solutions d'iodure de potassium à un titre connu.

Lorsque les eaux renferment beaucoup de matières salines, il est nécessaire de reprendre plusieurs fois le résidu par l'alcool, afin d'éliminer les sels et les carbonates alcalins, dont un excès peut faire manquer les réactions.

Pour la recherche de l'iode dans les eaux séléniteuses, il est plus convenable de distiller l'eau dans une cornue de verre, et de recevoir le produit dans un ballon contenant un peu de carbonate de potasse. On opère ensuite comme je l'ai dit précédemment. Le premier procédé présente un inconvénient grave, c'est qu'il faut introduire dans l'eau une quantité notable de carbonate de potasse, qui renferme habituellement de l'iodure, et dont on ne le débarrasse qu'avec de grandes difficultés.

Les eaux contenant du soufre ont été préalablement traitées par un sel de zinc.

J'ai trouvé de l'iode dans toutes les eaux qui font l'objet de ce travail. On avait cru remarquer que la proportion d'iode contenue dans les eaux était en rapport avec leurs bonnes qualités; mais les nombreuses expériences que j'ai exécutées n'ont pas confirmé ce résultat. Ainsi, j'ai reconnu que les eaux séléniteuses du Mont-Valérien renferment plus d'iode que les eaux de Seine et d'Arcueil; cependant je dois ajouter que les eaux chargées de matières salines et de sels calcaires contiennent généralement peu d'iode.

L'analyse qualitative et quantitative a fait reconnaître dans les eaux soumises à mon examen, outre les gaz, les principes suivants : chlore, iode, acides carbonique, silicique, sulfurique et azotique, chaux, magnésie, alumine, oxyde de fer, potasse, soude et matières organiques. Ces corps, combinés ensemble, forment des carbonates, des sulfates, des chlorures, des azotates, dont la présence et la proportion sont faciles à expliquer par la nature diverse des couches que les eaux traversent. Aussi, il me semble nécessaire de faire connaître très-brièvement les divers dépôts superposés qui constituent le bassin de Paris, la nature et la profondeur des couches traversées par les puits. Le génie militaire a bien voulu me communiquer des renseignements précieux, et M. Constant Prevost a eu l'extrême obligeance de m'aider de ses conseils, et de vérifier les documents qui m'ont été fournis.

On sait que la craie, qui constitue le bassin parisien, présente une cavité irrégulière; que les bords du bassin se relèvent et viennent paraître à la surface du sol, en Picardie, en Normandie, en Champagne et en Sologne; qu'au centre même du bassin le fond présente des élévations auxquelles est due l'apparition de la craie à Meudon, Marly, Bougival, etc.

L'argile plastique et les couches superposées suivent en partie ces ondulations du fond.

Le gypse, si important pour Paris sous le rapport industriel, n'est véritablement qu'un grand accident; il a la forme d'une lentille épaisse à son centre, à Montmartre particulièrement, et qui s'amincit irrégulièrement vers ses bords, lesquels sont eux-mêmes irrégulièrement découpés.

Dans l'ensemble des terrains superposés à la craie, on peut signaler trois et même quatre séries de couches imperméables, qui arrêtent les eaux à divers étages géologiques, et peuvent donner lieu à l'existence des sources et favoriser l'établissement des puits.

Le niveau le plus profond est dû à l'argile plastique; le deuxième, aux marnes et aux argiles inférieures au gypse; le troisième, aux marnes vertes qui séparent le gypse des sables et des grès marins supérieurs. Lorsque le gypse manque, les marnes se confondent et ne donnent lieu qu'à un même niveau d'eau.

Enfin, entre les grès et les sables supérieurs et les meulières qui les recouvrent, il existe presque partout des couches argileuses qui retiennent les eaux sur les plateaux élevés, qui sont la cause de l'existence des étangs et des mares que l'on rencontre si fréquemment dans les bois et dans les plaines des environs de Versailles, de Meudon, etc., et qui permettent d'avoir des puits à de très-faibles profondeurs, si on a le soin de ne pas creuser jusqu'au sable.

Les diverses couches qui composent le bassin de Paris n'ont pas la même épaisseur, et ne conservent pas un niveau parfait. La nature des terrains n'est pas non plus la même dans tous les lieux où des puits ont été forés. Ainsi, au Mont-Valérien, à Romainville, à Rosny et à Noisy-le-Sec, les terrains superposés à la craie sont l'argile plastique, le calcaire grossier, les argiles et les marnes inférieures au gypse, le gypse, les marnes vertes supérieures au gypse, les sables et les grès marins supérieurs, et les meulières supérieures. A Bicêtre, les sables et les grès marins supérieurs, ainsi que les meulières supérieures, disparaissent, et à Issy, Vanves et Montrouge, on n'observe, au-dessus de la craie, que l'argile plastique, le calcaire grossier et le gravier d'attérissement.

On comprend que la composition des eaux doit varier suivant la nature du sol qui les fournit, et, d'après les renseignements qui m'ont été donnés par le génie militaire sur la profondeur des puits, on peut admettre qu'au Mont-Valérien l'eau provient du gypse ou des sables et grès marins supérieurs ; à Issy, Vanves, Montrouge, Bicêtre, Ivry et Charenton, du calcaire grossier ; à Romainville, Rosny et Choisy, des sables et grès marins supérieurs ; et à Saint-Denis, Aubervilliers, la Briche, des argiles et marnes inférieures au gypse. L'eau du puits artésien de Saint-Denis est fournie par le calcaire grossier, et celle du puits artésien de Vincennes par l'argile plastique.

Après ces considérations générales, je vais examiner successivement, et d'une manière sommaire, les différentes eaux qui font l'objet de ce travail. Je me propose, du reste, de continuer ces recherches, et, dans un autre mémoire, j'aurai l'honneur de faire connaître au Conseil de santé la composition des eaux des autres forts de Paris.

EAUX DE PUITS DU CHATEAU DE NEUILLY.

L'eau de puits de la cour des grands communs du château de Neuilly est transparente, incolore, sans odeur et sans saveur appréciables ; elle contient une quantité suffisante d'air, et donne un précipité assez abondant par l'ammoniaque, le chlorure de barium.

l'oxalate d'ammoniaque et l'azotate d'argent. Elle
contient pour un litre :

		gr.
Carbonate de chaux et de magnésie.............		0,625
Sulfate de chaux...........................		0,710
Chlorures alcalins.........................		0,015
Iodure alcalin.............................		traces.
Acide silicique, alumine et oxyde de fer......		0,013
Azotate alcalin............................		0,011
Matières organiques.......................		traces.
		1,374

L'eau de la cour de Montpensier contient en sus-
pension une quantité considérable de substances
étrangères, et précipite abondamment par les réactifs. Évaporée au bain-marie, elle a donné un résidu pesant 1.675 pour 1000 grammes. Ce résidu
était formé de sulfate de chaux, de carbonate de
chaux et de magnésie, de chlorures de calcium, de
magnésium et de sodium, d'acide silicique, et de matières organiques.

Cette eau a été rejetée pour l'alimentation des
troupes.

EAUX DU FORT DU MONT-VALÉRIEN.

Outre quatre citernes, il existe au fort du Mont-
Valérien cinq puits, fournissant annuellement une
quantité considérable d'eau. Je dois à l'obligeance de
M. le directeur du génie les détails suivants sur ces
puits.

Puits S, au milieu du plateau. Cote du sol, 90.34;
niveau de l'eau, 140.34; niveau du fond, 150.34.

Puits T, près du pavillon des officiers; bouché à la
partie supérieure. Son eau est absorbée par le puits S.

Puits R, près de la caserne A. Cote du sol, 91.38;
niveau de l'eau, 141.18; niveau du fond, 143.68.

Puits U, sur la courtine 2, 3. Cote du sol, 113.80;
niveau de l'eau, 141.60 ; niveau du fond, 141.80.

Puits V, sur la courtine 5, 1. Cote du sol, 122.67 ; niveau de l'eau, 144.09 ; niveau du fond, 145.32.

Ces mesures ont été prises le 28 novembre 1852. Les cotes sont plongeantes au-dessus d'un plan de comparaison élevé de 200 mètres au-dessus du niveau légal du bassin de La Villette, qui est de 52.84 au-dessus de la mer.

Les mesures indiquées plus haut donnent les résultats suivants :

DÉSIGNATION des puits.	HAUTEUR DU SOL au-dessus du niveau de la mer.	Profondeur des puits.	Profondeur de l'eau.
S............	.... 162.50	50.00	10.00
R............	.... 161.46	49.80	2.50
U............	.... 139.04	27.80	0.20
V............	.... 130.17	21.42	1.23

Ces puits étaient plus profonds autrefois, et se sont rapidement comblés. Ainsi, le puits S, construit en 1842, avait 68 mètres de profondeur, et produisait, ainsi que le puits R, 5 mètres cubes par jour, après les sécheresses. Les puits U et V produisaient 2,500 mètres chacun environ. Ces puits ne sont pas alimentés par des sources, mais par des infiltrations dans le sable.

L'eau du puits V, qui a été analysée en 1849, est parfaitement limpide, mais se trouble rapidement à l'air et donne un dépôt assez considérable ; elle répand une légère odeur lorsqu'on l'agite dans une éprouvette, donne un précipité très-abondant aux réactifs, est impropre à la cuisson des légumes, et décompose le savon en formant des grumeaux. La proportion de sulfate de chaux et de carbonate de chaux est tellement grande, qu'ils enlèvent à l'eau ses propriétés dissolvantes.

On a fait évaporer au bain-marie 1000 grammes de cette eau, qui ont laissé un résidu pesant 1 gramme 98 centigrammes ; ce résidu était composé de :

	gr.
Carbonates de chaux et de magnésie..........	0,520
Sulfate de chaux........................	1,030
— de magnésie	0,060
Chlorure de sodium	0 090
— de calcium et de magnésium........	0,160
Iodure alcalin	traces.
Acide silicique, alumine et oxyde de fer......	0,040
Azotate alcalin	0,080
Matières organiques.....................	traces.
	1,980

Cette eau, renfermant une proportion considérable de sels calcaires, est impropre aux usages domestiques. Elle a été rejetée.

L'intendance militaire m'ayant demandé, vers la fin de 1851, si l'eau du puits V, quoique impropre à la plupart des usages économiques, pouvait être employée pour la fabrication du pain, j'ai dû la soumettre à une nouvelle analyse, qui a confirmé entièrement les résultats obtenus en 1849.

En jetant les yeux sur le tableau qui indique sa composition, on voit qu'elle contient une proportion considérable de matières salines, et que les trois quarts environ de ces substances sont formés de sels calcaires. L'expérience a prouvé que les eaux séléniteuses sont mauvaises, et qu'elles ne doivent pas servir à la boisson. Les médecins et les chimistes sont unanimes sur ce point.

Généralement, on pense aussi que, même pour le pétrissage, on doit donner la préférence à l'eau la plus pure, comme celle de source, de pluie, de rivière, etc. Cependant, le sulfate de chaux introduit dans le pain, même dans des proportions considérables, ne paraît pas avoir une influence aussi fâcheuse sur l'homme que celui qui arrive dans l'estomac en solution dans l'eau. En effet, la plupart des boulangers de Paris se servent d'eau de puits dans la fabrication des plus beaux pains blancs, et, au lieu d'être un obstacle à la panification, ils prétendent que l'eau séléniteuse vaut mieux que l'eau de rivière. Ils affirment que l'eau de puits donne à la pâte une consistance plus ferme, rend la fermentation plus régulière, et fournit un pain bien levé et plus léger. Quoi qu'il en soit, le sulfate de chaux introduit dans un aliment solide, comme le pain, et en proportion peu élevée, ne paraît pas insalubre. Plusieurs chimistes, M. Payen, entre autres, ont exprimé cette opinion.

Puits S, au milieu du plateau.

Cette eau est claire, limpide; elle devient légèrement louche au contact de l'air. Elle est suffisamment aérée, mais précipite assez abondamment par les réactifs. On ne tire aucun parti de l'eau de ce puits; cependant, elle est propre à la plupart des usages économiques, et même à la boisson de l'homme et des animaux, si on a le soin de séparer, par la filtration à travers le sable, le dépôt qui se forme par la décomposition spontanée des bi-carbonates. Je dois ajouter pourtant que cette eau est de qualité médiocre pour la boisson.

Le tableau suivant représente sa composition :

	gr.
Carbonate de chaux et de magnésie...........	0,207
Sulfate de chaux......................... ...	0,305
— de magnésie	0,046
Chlorure de calcium........................	0,062
— de magnésium...................	0,034
— de sodium......................	0,010
Iodure alcalin.............................	traces.
Azotate de chaux.........................	0,076
— de magnésium.................	0,015
Acide silicique...........................	0,009
Alumine et oxyde de fer......	0,014
Matières organiques......................	traces.
	0,778

Puits R, près de la caserne A.

L'eau de ce puits est meilleure que celle du puits S; on la considère comme mauvaise; cependant, sa composition n'a rien qui puisse la faire rejeter comme eau potable.

Analysée au mois de décembre 1852, elle a fourni les résultats suivants :

	gr.
Carbonate de chaux et de magnésie...........	0,191
Sulfate de chaux......................	0,098
— de magnésie......................	0,015
Chlorure de calcium....................	0,051
— de magnésium....................	0,026
— de sodium......................	0,008
Iodure alcalin.......................	traces.
Azotate de chaux......................	0,085
Acide silicique......................	0,006
Alumine et oxyde de fer.................	0,011
Matières organiques....................	traces.
	0,491

Puits U, sur la courtine 2-3.

Cette eau est trop séléniteuse pour servir à l'usage des hommes; elle contient, en effet, 2 grammes 150 milligrammes de matières salines par litre, consistant principalement en bi-carbonate, sulfate, chlorure et azotate de chaux. Comme on le voit, les eaux des puits V et U présentent à peu près la même composition.

EAU DE SOURCE DE M. FOY, PRÈS DU MONT-VALÉRIEN.

Cette eau est inodore, sans saveur, limpide, suffisamment aérée, et ne donne qu'un précipité peu abondant, par le chlorure de barium, l'oxalate d'ammoniaque et l'azotate d'argent. Elle renferme pour un litre :

	gr.
Carbonate de chaux et de magnésie..........	0,140
Carbonate alcalin.....................	0,010
Sulfate de chaux.....................	0,350
Chlorure de magnésium.................	0,020
— de calcium.....................	0,040
Iodure alcalin.......................	traces.
Acide silicique, alumine et oxyde de fer.......	0,010
Matières organiques...................	traces.
	0,570

La quantité et la nature des sels, aussi bien que les propriétés physiques, rendent cette eau parfaitement propre aux usages économiques.

EAU DU FORT D'ISSY.

L'eau de puits dont on fait usage au fort d'Issy est un peu trouble, et donne par le repos un dépôt assez abondant ; cependant sa saveur est fraîche et agréable.

Le dépôt qu'elle abandonne par l'ébullition est formé de carbonates de chaux et de magnésie ; il ne renferme ni acide silicique, ni alumine, on y trouve seulement des traces d'oxyde de fer. Si on abandonne à lui-même le résidu de l'évaporation, il ne se développe pas d'ammoniaque.

La profondeur du puits qui fournit cette eau est de 31 mètres 65 centimètres, son diamètre de 1 mètre, et la hauteur de l'eau de 1 mètre 20. Le produit est d'environ 10,000 litres par jour.

Cette eau, recueillie le 1ᵉʳ septembre 1852, a fourni les résultats suivants :

Gaz. { Air atmosphérique........................	23ᶜᶜ
{ Acide carbonique libre provenant des bi-carbonates.	28
	51

	ᵍʳ.
Carbonate de chaux et de magnésie............	0,219
Sulfate de chaux............................	0,198
— de magnésie........................	0,017
Chlorure de magnésium et de calcium........	0,034
— de sodium......................	0,048
Iodure alcalin..............................	traces.
Azotate alcalin.............................	traces.
Acide silicique, alumine et oxyde de fer......	0,010
Matières organiques........... traces à peine sensibles.	
	0,526

Cette eau est de bonne qualité, et présente la plus grande analogie avec l'eau d'Arcueil.

EAU DU FORT DE NOISY-LE-SEC.

Il existe dans ce fort une citerne cubant 233,920 litres, et recevant 483,840 litres d'eau.

L'eau de cette citerne, analysée vers la fin de 1850, présentait, à cette époque, les caractères suivants : elle était à peu près limpide, incolore, et d'une odeur repoussante. Elle contenait peu d'air et d'acide carbonique.

1000 grammes de cette eau ont donné :

	gr.
Sulfate de chaux	0,098
— de magnésie	0,018
Chlorures de sodium, de calcium et de magnésium	0,047
Iodure alcalin	traces.
Carbonates de chaux et de magnésie	0,097
Acide silicique, alumine et oxyde de fer	0,021
Azotate alcalin	0,015
Matières organiques et perte	0,013
	0.309

On voit que la quantité de matières salines que cette eau contient est peu considérable; mais l'odeur putride qu'elle exhale, et qui est due à l'altération des matières organiques, rendrait son usage dangereux.

Le génie ayant nettoyé et réparé cette citerne, l'intendance militaire m'a chargé, le 1er avril 1852, d'examiner de nouveau cette eau. Elle était alors incolore, transparente, mais elle conservait encore une saveur fade et désagréable, répandait une légère odeur, après l'avoir agitée pendant quelques instants dans une éprouvette, et ne contenait que 3,25 pour 100 en volume d'air et d'acide carbonique. Évaporée au bain-marie, elle laissait un résidu pesant 0 gr. 283 pour 1000 grammes d'eau. Ce résidu était composé de sulfate de chaux, de carbonate de chaux et de magnésie, de chlorures alcalins, d'acide silicique, et de matières organiques.

Cette eau, en raison de sa saveur et de son odeur,

2

a été rejetée. Les matières organiques qu'elle renfermait, ayant éprouvé par l'action de l'air une altération profonde, la rendaient insalubre.

Lorsque les eaux pluviales sont renfermées dans les citernes, il arrive presque toujours que la quantité d'air diminue par l'action des matières organiques que ces eaux tiennent suspendues ou en dissolution. Alors elles deviennent fades et mauvaises à boire. L'eau de pluie que l'on recueille après les premières ondées entraîne toutes les matières organiques qu'elle rencontre dans l'atmosphère ou sur les toits des maisons, et ne tarde pas à acquérir dans les citernes une odeur et une saveur désagréables. Mais si, avant de les y recevoir, on les filtre à travers une couche épaisse de sable, on les prive des matières organiques qu'elles contiennent, et l'on a ainsi de l'eau d'excellente qualité.

J'ai proposé, par suite de ces observations :

1º De vider et de laver la citerne ;

2º De faire passer les eaux pluviales à travers une couche épaisse de sable bien lavé, avant de les recevoir dans la citerne, et de ne les recueillir que lorsque les substances organiques contenues dans l'atmosphère ou sur les toits ont été entraînées ;

3º De faire traverser la citerne par de nombreux courants d'air.

On a pris toutes les précautions que j'avais indiquées : aussi, cette eau, examinée le 18 juin 1852, présentait tous les caractères des eaux de bonne qualité ; elle était, en effet, limpide, transparente, aérée, sans odeur et sans saveur.

L'eau de la source qui se trouve sous la poterne est trouble, a une odeur infecte, et renferme 0 gram. 923 milligr. de matières salines par litre. Elle est impropre aux usages domestiques et a été rejetée.

EAUX DU FORT DE VANVES.

Il existe, au fort de Vanves, deux puits : le premier

est situé dans la cour à gauche, près de la caserne ; sa profondeur est de 32 mètres 10 centimètres, son diamètre de 1 mètre 40 cent., et la hauteur de l'eau de 0 mètre 80 cent.

Le second puits se trouve dans la même cour, à droite, près du pavillon. Sa profondeur est de 31 m.; son diamètre de 1 mètre 40 cent.; la hauteur de l'eau, de 0 mètre 66 cent.

Ces deux puits suffisent aux besoins de la garnison.

L'eau de ces puits ne présente pas une limpidité parfaite, pourtant sa saveur est fraîche, agréable, et nullement marécageuse; chauffée jusqu'à l'ébullition, elle se trouble, prend une couleur rougeâtre, et donne un dépôt qui renferme du fer. L'eau traverse sans doute des couches de pyrites de fer.

Cette eau, examinée le 4 octobre 1852, a présenté la composition suivante :

	Azote..	17^{cc}
Gaz.	Oxygène......................................	01
	Acide carbonique libre provenant des bi-carbonates.	38
		56

	gr.
Carbonate de chaux et de magnésie...........	0,198
Sulfate de chaux............................	0,147
— de magnésie............................	0,085
Chlorure de calcium........................	0,039
— de magnésium......................	0,010
— de sodium.........................	0,008
Iodure alcalin.............................	traces.
Azotate de potasse........................	0,033
— de chaux...........................	0,024
Acide silicique, alumine et oxyde de fer.......	0,027
Matières organiques.........................	traces.
	0,571

L'air renfermé dans cette eau est presque entièrement formé d'azote ; il se trouve mêlé avec une quantité considérable d'acide carbonique. C'est une circonstance fâcheuse, qui tient à l'action que l'oxygène exerce sur les matières organiques contenues dans l'eau. J'ai du reste observé que la proportion d'acide carbonique est généralement d'autant plus élevée, que l'air de l'eau est moins riche en oxygène.

EAU DU PUITS DU POSTE-CASERNE N° 4, A LA CHAPELLE.

Cet eau est incolore, inodore, sans saveur appréciable. Elle donne aux réactifs un précipité très-abondant, et est impropre au blanchiment du linge et à la cuisson des légumes.

L'analyse a donné pour 1,000 grammes :

Gaz. { Air atmosphérique.....................	15^{cc}
{ Acide carbonique	14
	29

	gr.
Carbonate de chaux......................	0,350
— de magnésie......................	0,023
Chlorure de sodium......................	0,070
— de magnésium et de calcium.........	0,123
Iodure alcalin.	traces.
Sulfate de chaux........................	1,241
— de magnésie	0,041
Acide silicique, alumine et oxyde de fer.......	0,060
Azotate alcalin..........................	traces.
Matières organiques.....................	traces.
	1,908

Cette eau a été jugée impropre à l'alimentation comme trop chargée de sels.

EAU DU FORT DE ROSNY.

Il existe une citerne de la capacité de 329,000 litres, et recevant annuellement 554,000 litres d'eau pluviale.

Cette eau est de bonne qualité; elle est limpide, incolore, inodore, très-aérée, et ne donne qu'un précipité peu abondant avec l'azotate d'argent, les sels de baryte, l'oxalate d'ammoniaque, et le phosphate d'ammoniaque.

1,000 grammes ont fourni le résidu suivant :

Gaz.	Air atmosphérique	24^{cc}
	Acide carbonique.	18
		42

	gr.
Carbonate de chaux et de magnésie	0,171
Sulfate de chaux	0,103
Chlorure de sodium.	0,030
— de calcium et de magnésium..........	0,070
Iodure alcalin	traces.
Acide silicique, alumine et oxyde de fer.......	0,040
Azotate alcalin.......................	traces.
Matières organiques	traces.
	0,414

Cette eau est limpide, inodore, et sans saveur appréciable ; elle précipite abondamment par les réactifs.

1,000 grammes ont donné à l'analyse :

Gaz.	Air atmosphérique..................	19^{cc}
	Acide carbonique..................	16
		35

	gr.
Carbonate de chaux et de magnésie..........	0,720
Sulfate de chaux	1,320
Chlorures alcalins.....................	0,330
Iodure alcalin........................	traces.
Acide silicique, alumine et oxyde de fer......	0,020
Azotate alcalin.......................	0,030
Matières organiques...................	traces.
	2,420

On voit que l'eau de ce puits contient une quantité considérable de matières salines, et notamment de sels calcaires. Elle est absolument impropre aux usa-

ges domestiques, et a été rejetée par l'intendance militaire pour l'alimentation de la troupe.

EAU DU FORT DE BICÊTRE.

Il existe au fort de Bicêtre deux grandes citernes
et un puits. L'eau des citernes, qui a été examinée
le 10 octobre 1852, est limpide, incolore, inodore,
fraîche, agréable, aérée, neutre au papier de tournesol;
elle ne donne qu'un léger précipité par les réactifs.

L'eau de la citerne qui se trouve dans la grande
cour à droite a fourni à l'analyse les résultats suivants :

Gaz. { Azote	17^{cc}
Oxygène.............................	6
Acide carbonique..	2
	25

Carbonate de chaux et de magnésie.............	$0,047$
Sulfate de chaux................................	$0,017$
Chlorures alcalins.............................	$0,006$
Iodure alcalin..................................	traces.
Azotate de chaux	$0,043$
— de magnésie	$0,011$
Acide silicique, alumine et oxyde de fer........	$0,009$
Matières organiques.................	quantité notable.
	0,133

L'eau du puits qui a été creusé à côté de la citerne
est limpide, incolore, sans odeur et sans saveur appréciables. Abandonnée à elle-même au contact de l'air,
elle se trouble et laisse déposer du carbonate de chaux
et de magnésie. Elle est impropre à la cuisson des légumes, et dissout mal le savon.

Ce puits a une profondeur de 35 mètres, un diamètre de 1 mètre 20 ; la profondeur de l'eau est de
1 mètre 5. Il est souvent à sec.

Voici la succession des terrains qu'il traverse :
glaise, 9,00 ; marne, 10,00 ; plâtre, 15,00.

Cette eau, analysée le 25 octobre 1852, a présenté la composition suivante :

Gaz.
{ Oxygène.. 6cc
{ Azote.. 19
{ Acide carbonique libre ou provenant des bi-carbonates 18

43

Carbonate de chaux et de magnésie......... 0,314 gr.
Sulfate de chaux........................... 0,517
Chlorure de calcium 0,063
— de sodium...................... 0,011
— de magnésium 0,009
Iodure alcalin............................. traces.
Azotate de potasse........................ 0,013
— de chaux....................... 0,021
Alumine, oxyde de fer..................... 0,018
Acide silicique............................ traces.
Matières organiques....................... traces.

0,966

Cette eau doit être rejetée.

EAU DU PUITS DE LA CASERNE MARBEUF, RUE MARBEUF.

Cette eau contient :

Gaz.
{ Air atmosphérique....................... 19cc
{ Acide carbonique....................... 17

36

Carbonate de chaux et de magnés .... 0,390 gr.
Sulfate de chaux........................... 0,460
— de magnésie 0,010
Chlorures alcalins......................... 0,160
Iodure alcalin............................. traces.
Acide silicique, alumine, oxyde de fer....... 0,061
Matières organiques azotées............... traces.

1,081

Cette eau a été rejetée comme contenant une quantité trop considérable de sels calcaires.

EAUX DU FORT DE L'EST.

1° *Eau de la pompe de la caserne* A (*côté gauche*).

Cette eau est limpide, inodore, et sans saveur appréciable; elle est suffisamment aérée, et donne par les réactifs un précipité abondant.

Analysée au mois de mai 1850, j'y ai trouvé :

	gr.
Carbonate de chaux et de magnésie..........	0,501
Sulfate de chaux..........................	0,670
— de magnésie......................	0,020
Chlorure de sodium......................	0,020
— de magnésium et de calcium........	0,060
Iodure alcalin...........................	traces.
Azotate alcalin..........................	traces.
Acide silicique, alumine et oxyde de fer.......	0,041
Matières organiques..................	quantité notable.
	1,312

Cette eau a été rejetée.

Ce puits a une profondeur de 5 mètres 70 centimètres. La distance du niveau de la cour à la surface de l'eau est de 3 mètres 50 centimètres.

Le puits qui est à droite de la caserne, creusé d'abord à une profondeur de 7 mètres 35 centimètres, ne donnant qu'une quantité d'eau insuffisante, on a fait plus tard dans son intérieur un forage de 11 mètres 40 centimètres. La profondeur totale est donc actuellement de 18 mètres 75 centimètres. L'eau monte jusqu'à 3 mètres 15 centimètres en contre-bas du sol. A partir du fond du puits primitif la sonde a traversé les couches de terrains suivantes :

	m.
Sable bleu argileux.....................	1,43
Marne jaune et fragments de pierre calcaire.	5,62
Marne compacte et calcaire.............	3,10
Sable gris.............................	1,25
	11,40

Le puits du pavillon B a une profondeur de 9 mètres 10 centimètres.

La distance du niveau de la cour à la surface de l'eau est de 3 mètres 85 centimètres.

La profondeur du puits du pavillon C est de 6 mètres 50 centimètres.

2° *Eaux de la pompe du pavillon* B *et du pavillon* C.

Elles présentent à peu près la même composition et les mêmes caractères physiques.

Il a été décidé qu'il convenait d'y substituer l'eau de Seine.

3° *Eau de la source du fort de l'Est vis-à-vis la courtine 1 et 2.*

Cette eau est limpide, sans odeur et sans saveur sensibles ; elle contient une quantité suffisante d'air atmosphérique et d'acide carbonique, et précipite abondamment par les réactifs.

Elle est composée de :

	gr.
Carbonate de chaux et de magnésie..........	0,175
Sulfate de chaux........................	0,548
— de magnésie	0,081
Chlorure de sodium......................	0,018
— de magnésium et de calcium........	0,067
Iodure alcalin...........................	traces.
Azotate alcalin.........................	0,009
Acide silicique, alumine et oxyde de fer......	0,037
Matières organiques .... traces très-sensibles.	
	0,935

Cette eau est préférable à celle de l'intérieur du fort de l'Est, mais elle est de qualité inférieure.

EAU DE PUITS DE LA MANUTENTION MILITAIRE, AU QUAI DE BILLY.

M. l'intendant militaire de la 1re division me chargea, en 1848, de déterminer la composition de cette eau, et de donner un avis sur son emploi dans la fabrication du pain.

L'analyse a donné les résultats suivants :

		gr.
Sulfate de chaux	....	0,937
Carbonate de chaux et de magnésie	....	0,206
Chlorure de sodium	....	0,013
— de calcium et de magnésium	....	0,093
Iodure alcalin	....	traces.
Azotate alcalin	....	traces notables.
Acide silicique et oxyde de fer	....	traces.
Matières organiques	....	traces.
		1,249

Cette eau est inodore, sans saveur appréciable, et n'est pas parfaitement limpide. Elle précipite abondamment par les réactifs, et est impropre au blanchiment et à la cuisson des légumes.

Les résultats que je viens d'indiquer démontrent que l'eau dont on fait usage dans la manutention du quai de Billy contient une quantité considérable de matières salines et de sulfate de chaux ; mais, ainsi que je l'ai fait observer pour l'eau du Mont-Valérien, ce sel introduit dans le pain ne paraît pas nuisible. Cependant, le voisinage de l'eau de Seine permettant de se procurer facilement et sans frais considérables une eau d'excellente qualité, je fais des vœux pour que le pain de munition ne soit plus préparé avec l'eau de ce puits.

EAU DES PUITS DE LA MANUTENTION DE COMPIÈGNE.

L'eau de puits servant à la manutention de Compiègne, que M. l'intendant militaire de la 1re division m'a chargé d'analyser en 1852, est troublée par quelques matières organiques et inorganiques, et répand une légère odeur lorsqu'on l'agite dans une éprouvette. Elle a une saveur fade, décompose le savon, et produit un précipité assez abondant avec les réactifs.

Par une ébullition prolongée, elle fournit un dépôt de carbonate de chaux et de magnésie.

Elle a offert, pour un litre, la composition suivante :

		gr.
Carbonate de chaux		0,246
— de magnésie		0,078
Sulfate de chaux		0,365
Chlorures de calcium et de magnésium		0,055
— de sodium		traces.
Azotate alcalin		traces.
Iodure alcalin		traces.
Acide silicique, alumine, et oxyde de fer		0,026
Matières organiques et charbon tenu en suspension		0,198
		0,968

Cette eau, en raison des matières organiques qu'elle contient, ne doit pas être employée dans la fabrication du pain de munition ; mais, comme elle serait propre aux usages de la manutention si on la débarrassait des substances organiques, j'ai proposé de faire curer les puits avec beaucoup de soin, de les épuiser de toute l'eau qu'ils renferment, et d'enlever les matières étrangères.

EAUX DU FORT DE MONTROUGE.

Les eaux de puits du fort de Montrouge sont claires et limpides, d'un goût agréable.

Elles dissolvent assez bien le savon, et, par l'évaporation au contact de l'air, elles se troublent légèrement.

Les eaux, examinées au mois de novembre 1852, ont donné à l'analyse les résultats suivants :

Eau de puits (côté droit).

	Acide carbonique libre ou provenant des bi-carbonates	11^{cc}
Gaz .	Azote	19
	Oxygène	7
		37

		gr.
Carbonate de chaux et de magnésie	....	0,106
Chlorure de calcium	....	0,033
— de sodium	....	0,013
— de magnésium	....	0,007
Iodure alcalin	....	traces.
Sulfate de chaux	....	0.159
— de magnésie	....	0 056
Azotate de magnésie	....	0,043
— de potasse	....	0,039
Acide silicique	....	0,004
Alumine et oxyde de fer	....	0,017
Matières organiques	....	traces.
		0,477

Eau de puits (côté gauche).

Gaz .	Acide carbonique libre ou provenant des bi-carbonates	7^{cc}
	Azote	....	20
	Oxygène	....	6
			33

		gr.
Carbonate de chaux et de magnésie	....	0,093
Chlorure de calcium	....	0,031
— de sodium	....	0,008
— de magnésium	....	0,005
Iodure alcalin	....	traces.
Sulfate de chaux	....	0,152
— de magnésie	....	0,049
Azotate de magnésie	....	0,038
— de potasse	....	0,025
Acide silicique	....	0,006
Alumine et oxyde de fer	....	0,013
Matières organiques	....	traces.
		0,420

Ces deux eaux sont d'excellente qualité, et présentent, comme on le voit, à peu près la même composition chimique.

Le puits de la caserne (côté droit) a 40 mètres 10

centimètres de profondeur, 1 mètre 40 centimètres de diamètre ; la hauteur de l'eau est de 6 mètres.

La profondeur du puits du pavillon (côté gauche) est de 37 mètres 30 centimètres, son diamètre de 1 mètre 40 centimètres, et la hauteur de l'eau de 3 mètres 15 centimètres.

Ces puits sont très-abondants.

EAUX DU FORT D'IVRY.

Il existe au fort d'Ivry trois puits, qui fournissent une assez grande quantité d'eau :

1° Le puits, qui a été creusé au fond de la cour à droite, près des casemates, donne une eau claire, limpide, de bonne qualité, et qui présente la composition suivante :

Gaz.	Acide carbonique libre ou provenant des bi-carbonates	13cc
	Azote..	20
	Oxygène...	6
		39

	gr.
Carbonate de chaux et de magnésie	0,119
Sulfate de chaux...............................	0,145
— de magnésie...........................	0,015
Chlorures de calcium...........................	0,038
— de sodium.............................	traces.
— de magnésium	0,031
Iodure alcalin	traces.
Azotate de chaux...............................	0,030
— de magnésie...........................	0,007
— de potasse............................	0,006
Acide silicique................................	0,004
Alumine et oxyde de fer........................	0,021
Matières organiques	traces.
	0,416

La profondeur du puits est de 27 mètres 70 centimètres ; son diamètre est de 1 mètre 70 centimètres ; la hauteur de l'eau, de 2 mètres.

Ce puits est très-abondant ; seul, il peut suffire aux besoins de la garnison.

2° L'eau de la pompe qui se trouve près du pavillon des officiers, n'est pas limpide ; mais, par la filtration, elle devient claire, transparente, et agréable à boire. Sa composition la rapproche, du reste, de la précédente, comme on peut s'en assurer en jetant les yeux sur le tableau suivant :

Gaz.	Acide carbonique libre ou provenant des bi-carbonates	14^{cc}
	Azote..	18
	Oxygène	7
		39

	gr.
Carbonate de chaux et de magnésie	0,126
Sulfate de chaux	0,152
— de magnésie	0,017
Chlorure de calcium	0,042
— de sodium	traces.
— de magnésium	0,039
Iodure alcalin	traces.
Azotate de chaux	0,037
— de magnésium	0,011
— de potasse	0,008
Acide silicique	0,007
Alumine et oxyde de fer	0,024
Matières organiques	traces.
	0,463

3° Enfin, l'eau du puits qui a été creusé près de la caserne, au fond de la cour, est louche, un peu colorée, et donne un dépôt abondant dans les vases qui la contiennent ; mais, si on la filtre, elle offre tous les caractères des eaux de bonne qualité.

1,000 grammes de cette eau ont donné à l'analyse :

Gaz.	Acide carbonique libre ou provenant des bi-carbonates	22^{cc}
	Azote	20
	Oxygène	8
		50

	gr.
Carbonate de chaux et de magnésie..	0,139
Sulfate de chaux	0,144
— de magnésie.	0,048
Chlorure de calcium	0,050
— de sodium.	traces.
— de magnésium.	0,025
Iodure alcalin.	traces.
Azotate de chaux.	0,006
— de magnésie.	0,029
— de potasse.	0,010
Acide silicique.	0,004
Alumine et oxyde de fer.	0,026
Matières organiques.	traces.
	0,481

La profondeur de ce puits est de 25 mètres 37 centimètres ; son diamètre est de 2 mètres 80 centimètres, et la hauteur de l'eau est de 1 mètre 80 centimètres.

Il est peu abondant.

En résumé, les eaux des forts de Paris contiennent, comme toutes les eaux, des matières salines et des substances organiques. Les matières inorganiques qu'on y a trouvées sont : les carbonates de chaux et de magnésie, les sulfates de chaux et de magnésie, les chlorures de sodium, de calcium et de magnésium, les azotates de potasse, de chaux et de magnésie, l'alumine, l'oxyde de fer, l'acide silicique, et des traces d'iode.

La proportion des sels de magnésie est assez élevée, mais leur action ne paraît pas être dangereuse. Aucune observation ne m'autorise à penser que ces eaux produisent le goître et le crétinisme, comme on l'a admis dans ces derniers temps, et qu'il y ait coïncidence, ainsi que le croit M. Grange, entre la présence de la magnésie dans les eaux et l'existence endémique de ces maladies.

La proportion d'air et d'acide carbonique offre de grandes variations, et la quantité de cet acide n'est pas proportionnelle au chiffre que représentent les carbonates de chaux et de magnésie.

Les eaux du château de Neuilly,
        de deux puits du fort du Mont-Valérien,
        du fort de Noisy-le-Sec,
        du poste-caserne n° 4,
        du poste caserne n° 6,
        de la caserne Marbeuf,
        du fort de l'Est,
        de la Manutention de Compiègne,
sont impropres à la plupart des usages économiques, en raison de la proportion considérable de matières salines ou de matières organiques altérées qu'elles renferment.

Si on prend pour base la quantité de sels calcaires contenus dans ces eaux, et si l'on admet que leurs bonnes qualités sont en raison inverse du chiffre des sels calcaires, on devra les ranger dans l'ordre suivant :

Eau du fort de Bicêtre (citerne),
   —   de Noisy-le-Sec,
   —   de Rosny,
   —   de Vanves,
   —   de Montrouge (côé gauche),
   —   —   (côté droit),
   —   d'Ivry, puits près des casemates,
   —   —   près de la caserne,
   —   —   près du pavillon des officiers,
   —   du Mont-Valérien, puits R,
   —   d'Issy,
Eau de la source de M. Foy, près du Mont-Valérien,
  — de la Manutention de Compiègne,
  — du fort du Mont-Valérien, puits S,
  — d'une source qui existe au fort de l'Est,
  — du fort de Bicêtre (puits),
  — de la caserne Marbeuf,
  — de la Manutention militaire du quai de Billy,
  — du fort de l'Est,
  — du château de Neuilly,
  — du fort du Mont-Valérien, puits V,
  — du poste-caserne n° 4,
  — du fort du Mont-Valérien, puits U,
  — du poste-caserne n° 6.

Au point de vue de la somme totale des substances que les eaux contiennent, on peut adopter l'ordre suivant, qui diffère peu du précédent :

	Résidu pour un litre.
Eau du fort de Bicêtre	0,133
— de Noisy-le-Sec	0,309
— de Rosny	0,414
— d'Ivry (près des casemates)	0,416
— de Montrouge (côté gauche)	0,420
— d'Ivry, près le pavillon des officiers.	0,463
— de Montrouge (côté droit)	0,477
— d'Ivry, près de la caserne	0,481
— du Mont-Valérien, puits R	0,491
— d'Issy	0,526
Eau de la source de M. Foy, près du fort du Mont-Valérien	0,570
Eau du fort de Vanves	0,571
— du Mont-Valérien, puits S	0,778
Eau d'une source qui existe au fort de l'Est	0,935
— du fort de Bicêtre (puits)	0,966
— de la Manutention de Compiègne	0,968
— de la caserne Marbeuf	1,081
— de la Manutention militaire du quai de Billy	1,240
— du fort de l'Est	1,312
— du château de Neuilly	1,374
— du poste-caserne n° 4	1,908
— du fort du Mont-Valérien, puits V	1,980
— — puits U	2,150
— du poste-caserne n° 6	2,420

Les eaux des forts de Vanves, d'Issy, de Montrouge, de Bicêtre et d'Ivry offrent la plus grande ressemblance et ont une composition qui les rapproche singulièrement de celle d'Arcueil. On sait que cette dernière eau, qui est fournie par quelques sources de Cachan, de Rungis et de Lhay, alimente le Luxembourg, plusieurs lycées, l'Ecole Polytechnique, l'Ecole Normale, le Val-de-Grâce, et diverses fontaines du 11e et du 12e arrondissement. Comme l'eau d'Arcueil, les eaux des forts du Sud sont fraîches, limpides et agréables à boire ; exposées à l'air, elles laissent déposer également un sédiment plus ou moins abondant de carbonate de chaux et de magnésie

tenus en dissolution par l'acide carbonique qui se
dégage en même temps.

Les collines qui s'élèvent au sud de Paris, et qui
prennent les noms de Vanves, d'Issy, de Montrouge,
de Bicêtre, d'Ivry, etc., sont formées, ainsi que je l'ai
déjà fait remarquer, d'argile plastique et de calcaire
grossier.

Leur constitution géologique étant à peu près la
même, on comprend que la composition des eaux
des puits qu'on y a creusés ne soit pas sensible-
ment différente. Cette identité de composition indique
une origine commune.

Si l'on compare les eaux de puits des forts du Sud à
celles des forts de l'Est et de l'Ouest, examinées jusqu'ici, on remarque que les premières donnent un
résidu moins considérable, et que la différence
porte principalement sur le carbonate et le sulfate de
chaux.

On a rejeté toutes les eaux qui n'ont pas une saveur
fraîche, qui ne sont pas limpides, et qui présentent
une odeur et une saveur même légères. Celles qui ne
contiennent pas une suffisante quantité d'oxygène,
qui précipitent abondamment par les réactifs, tels que
l'oxalate d'ammoniaque, l'azotate d'argent, le chlorure de barium, qui ne dissolvent pas le savon, qui
cuisent mal les légumes, ont été également considérées
comme impropres aux usages domestiques. On n'a
pas admis non plus les eaux qui contiennent près
d'un gramme de matières fixes et beaucoup de sels
calcaires.

Parmi les substances que l'on trouve dans l'eau,
les unes, telles que l'air, l'acide carbonique, le
chlorure de sodium, sont nécessaires, en favorisant
les fonctions digestives ; les autres sont nuisibles,
comme le sulfate de chaux, le chlorure de calcium,
l'azotate de chaux. Quelques auteurs, Dupasquier notamment, pensent que le bi-carbonate de chaux est
utile, et donne à l'eau des qualités digestives.

Ces eaux renferment généralement peu de matières

organiques; on sait que leur présence n'est pas nuisible, si elles s'y trouvent en faible quantité et non altérées ; mais si, au contraire, leur proportion est élevée, et si elles ont subi un commencement de fermentation, l'eau doit être considérée comme insalubre.

Des quantités même inappréciables de substances organiques putréfiées, et de produits gazeux provenant de leur décomposition, rendent les eaux très-dangereuses. Tant que la température atmosphérique se maintient au-dessous de 15 à 20° centigrades, les matières végétales et animales contenues dans les eaux n'éprouvent aucune altération; celles-ci présentent même tous les caractères des eaux de bonne qualité : mais dès que la chaleur augmente, la fermentation putride produit des principes gazeux, lesquels, en pénétrant dans l'économie, donnent naissance à la diarrhée, à la dyssenterie, ainsi qu'on l'a observé souvent; aussi est-il indispensable, particulièrement pendant les chaleurs de l'été, de nettoyer les réservoirs avec le plus grand soin et de clarifier complètement l'eau.

Si, par suite de circonstances qu'on ne saurait prévoir, on se trouvait dans la nécessité de faire usage des eaux séléniteuses dont il a été question dans ce travail, il conviendrait d'y ajouter une très-petite quantité de carbonate de soude, de carbonate de potasse, ou de lessive de cendres de bois. On sait qu'il en résulte du carbonate de chaux qui se précipite, et un sulfate alcalin qui ne peut produire aucun effet nuisible. En supposant que l'eau de puits soit saturée de sels calcaires, 150 grammes de carbonate de soude suffisent pour précipiter la chaux contenue dans un hectolitre d'eau.

Lorsque l'eau séléniteuse se trouble au contact de l'air, on la laisse déposer, et quand elle est bien claire on la décante.

Si les eaux de puits renferment, outre les matières minérales, des substances organiques putréfiées qui les rendent insalubres, il est indispensable de curer les puits, ce qui se pratique, comme je l'ai fait observer, en les épuisant de toute l'eau qu'ils contiennent et en enlevant les matières étrangères. Il est quelquefois utile de les creuser davantage et de jeter au fond des pierres sablonneuses.

Les puits doivent rester ouverts, afin d'aérer l'eau qui s'y trouve.

Je vais résumer, dans le tableau suivant, les résultats de mes recherches sur les eaux dont les analyses sont consignées dans ce travail.

TABLEAU COMPARATIF.

SUBSTANCES contenues DANS LES EAUX.	Eau de puits du château de Neuilly. (NON potab.)	Eau du puits R du fort du Mont-Valérien. (Potab.)	Eau du puits S du fort du Mont-Valérien. (Potab.)	Eau du puits V du fort du Mont-Valérien. (NON potab.)	Eau du puits U du fort du Mont-Valérien. (NON potab.)	Eau de la source de M. Foy, près du Mont-Valérien. (Potab.)	Eau du fort d'Issy. (Potab.)	Eau du fort de Noisy-le-Sec. (NON potab.)	Eau du fort de Vanves. (Potab.)	Eau du poste-caserne n° 4. (NON potab.)
Acide carbonique libre ou provenant des bi-carbonates.	quantité indéterminée.	quantité indéterminée.	quantité indéterminée.	quantité indéterminée.	quantité indéterminée.	quantité indéterminée.	28	quantité indéterminée.	38	c. c. 14
Azote									17	17
Oxygène							23		1	15
Carbonate alcalin...	"	"	"	"	"	0,010	"	"	"	"
Carbonate de chaux et de magnésie...	0,625	0,201	0,207	0,520	"	0,140	0,219	0,097	0,198	0,373
Sulfate de chaux....	0,710	0 098	0,305	1,030	"	0,350	0,198	0,098	0,147	1,241
Sulfate de magnésie.	"	0,015	0,046	0,060	"	"	0,017	0,018	0,085	0,041
Chlorure de calcium.		0,051	0,062	0,160	"	0,040	0,034		0,039	0,123
Chlorure de magnésium...	0,015	0,026	0,034	0,160	"	0,020	0,034	0,047	0,010	0,123
Chlorure de sodium.		0,008	0,010	0,009	"	"	0,048		0,008	0,070
Iodure alcalin	traces	traces	traces	traces	"	traces	traces	traces	traces	traces
Azotate de magnésie		"	0,015		"	"			"	
Azotate de potasse..	0,011	"	"	0,080	"	"	traces	0,015	0,033	traces
Azotate de chaux....		0,085	0,076		"	"			0,024	
Acide silicique......	0,013	0,006	0,009	0,040	"					
Alumine et oxyde de fer...	0,013	0,011	0,014	0,040	"	0,010	0,010	0,021	0,027	0,060
Matières organiques.	traces	traces	traces	traces	"	traces	traces à peine sensibles	0,013	traces	traces
	gr. 1,374	gr. 0,491	gr. 0,778	gr. 1,980	gr. 2,150	gr. 0,570	gr. 0,526	gr. 0,309	gr. 0,571	gr. 1,908

Eau du fort de Rosny.	Eau du poste-caserne n° 6.	Eau de citerne du fort de Bicêtre.	Eau de puits du fort de Bicêtre.	Eau de la caserne Marbeuf.	Eau du fort de l'Est, près de la caserne A.	Eau de source du fort de l'Est, vis-à-vis la courtine 1 et 2.	Eau de puits de la manutention militaire.	Eau de puits de la manu-tention de Compiègne.	Eau du fort de Montrouge (côté droit).	Eau du fort de Montrouge (côté gauche).	Eau du fort d'Ivry, près des casemates.	Eau du fort d'Ivry, près du pavillon des offic.	Eau du fort d'Ivry, près de la caserne.
Potab.	NON potab.	Potab.	NON potab.	NON potab.	NON potab.	Potab. très-médiocre.	NON potab.	NON potab.	Pot.	Pot.	Pot.	Pot.	Pot.
c. c. 18 24	c. c. 16 19	c. c. 2 17 6	c. c. 18 19 6	c. c. 17 19	quantité indéterminée.	quantité indéterminée.	quantité indéterminée.	quantité indéterminée.	11 19 7	7 20 6	13 20 6	14 18 7	22 20 8
"	"	"	"	"	"	"	"	"	"	"	"	"	"
0,171	0,720	0,047	0,314	0,390	0,501	0,175	0,206	0,324	0 106	0,093	0,119	0 126	0,139
0,103	1,320	0,017	0,517	0,160	0,670	0,548	0,937	0,365	0,159	0,152	0,145	0,152	0,144
"	"	"	"	0,010	0,020	0,081	"	"	0,056	0,049	0,015	0,017	0,048
0,070	0,330	0,006	0,063	0,160	0,060	0,067	0,093	0,055	0,033	0,031	0,038	0,042	0,030
			0,009						0,007	0,005	0,031	0,039	0,025
0,030			0,011		0,020	0,018	0,013		0,013	0,008	"	"	"
traces	traces	traces	traces	traces	traces	traces	traces	traces	trac.	rac.	trac.	trac.	trac.
traces	0,030	0,011	"	"	traces	0,009	traces	traces	0,073	0,038	0 007	0,011	0,029
		"	0,013	"					0,039	0,025	0,006	0,003	0,010
		0,043	0,021						"	"	0,030	0,037	0,006
			traces										
0,040	0,020	0,009	0,018	0,061	0,041	0,037	traces	0,025	0,004	0,006	0,004	0,007	0,004
									0,017	0,013	0,021	0,024	0,026
traces	traces	quantité notable.	traces	traces	quantité notable.	quantité notable.	traces	et charbon tenus en suspension. 0,198	trac.	trac.	trac.	trac.	trac.
gr. 0,414	gr. 2,420	gr. 0,133	gr. 0,966	gr. 1,081	gr. 1,312	gr. 0,935	gr. 1,249	gr. 0,968	gr. 0,477	gr. 0,420	gr. 0,416	gr. 0,463	gr. 0,481